Bleiben Sie gesund mit

Aloe Vera

Wirkung, Anwendung und Geschichte der Königin der Pflanzen

Prof. Dr. Dietrich Grönemeyer
Friederike Grönemeyer

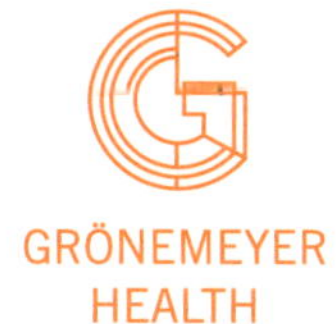

GRÖNEMEYER
HEALTH

›Die unendliche
Aloe Vera-Geschichte
ist eine Geschichte der
Prävention, wie sie besser
nicht erzählbar ist.‹

Prof. Dr. Dietrich Grönemeyer

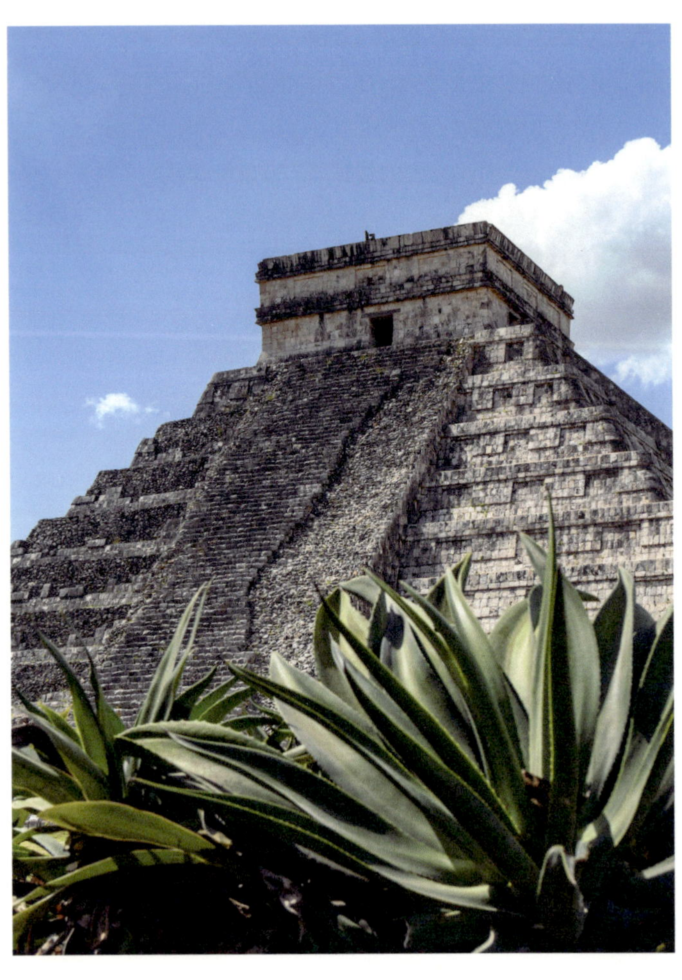

Pyramide ›El Castillo‹,
Chichen Itza mit
Aloe Vera-Pflanze im
Vordergund,
Yucatan, Mexico

Aloe Vera – Die unendliche Geschichte

Ewiges Leben, Schönheit, Gesundheit und Unvergänglichkeit, diese heilsamen Attribute wurden schon zu Zeiten von Cleopatra und Nofretete der Aloe Vera-Pflanze zugeschrieben.
In der Jahrtausende alten Medizin-Geschichte der Kulturen in Ägypten, China, Japan, Indien, Mexico oder Griechenland wurde die Pflanze genutzt. Die ägyptische Königin Cleopatra verwendete sie als Kosmetikum, Tote wurden mit Aloe einbalsamiert, angeblich wegen ihrer antibakteriellen und pilzabtötenden Wirkung, um sie auf dem Weg in die Unsterblichkeit ›lebendig‹ zu halten. Auf Tontafeln aus Nippur im alten Mesopotamien (drittes Jahrtausend v. Chr.) wird die Aloe neben Schlafmohn und anderen Heilpflanzen bereits erwähnt. Schon damals gab es Heilkundige, die systematisch behandelten und dabei die Krankheiten und Verfahren textlich in Keilschrift erfassten.

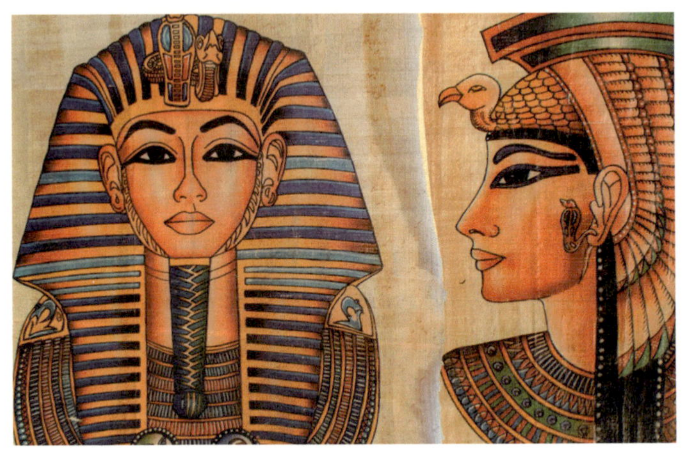

Im ersten überlieferten Text und der ersten Schrift mit medizinischem Inhalt überhaupt, dem ›Papyrus Eber‹ (16. Jh. v. Chr.), einer 20 Meter langen Schrift aus Ägypten, werden ihre entzündungshemmenden Wirkungen in ersten Rezepturen beschrieben, z.B. in der Mischung mit Absinth gegen Darmträgheit. Pharaonen sollen täglich Aloe Vera-Gel mit der Hoffnung auf eigene ›Unsterblichkeit‹ getrunken haben. Möglicherweise ebenso ein Grund, die Aloe in den Mumifizierungsprozess zu integrieren und

Ägyptische Aufzeichnungen aus dem 16. Jh. v. Chr. belegen, dass Aloe Vera-Gel im täglichen Gebrauch der Pharaonen war.

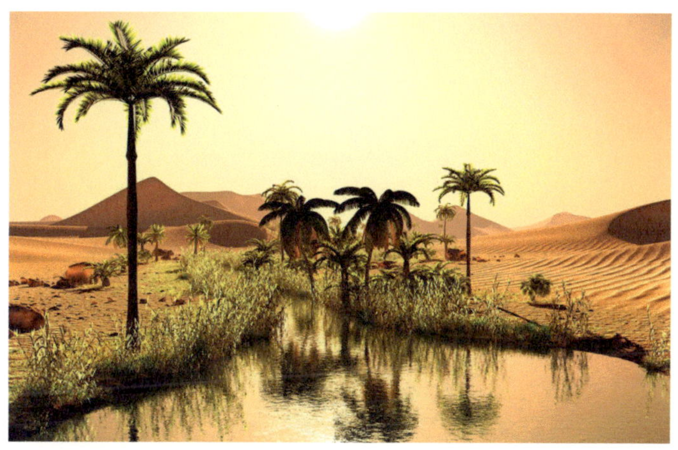

sie auf Zeichnungen in Pharaonengräbern ewig jung und lebendig erscheinen zu lassen. Ein ähnlicher Mythos wird auch aus Mittel- und Südamerika berichtet. Mayas in Mexico gaben der Aloe daher den Beinamen ›Quelle der Jugend‹. Soweit die berührende Urgeschichte der sagenumwobenen Wüstenlilie, die auf den trockenen Weiten der weltweiten Wüsten scheinbar unendlich lebendig zu sein schien – und ein ebenso unendlicher Feuchtigkeitsspender zugleich.

Aloe Vera, die in großer Trockenheit Wasser spendet, findet sich in Mythen und Sagen aus aller Welt wieder.

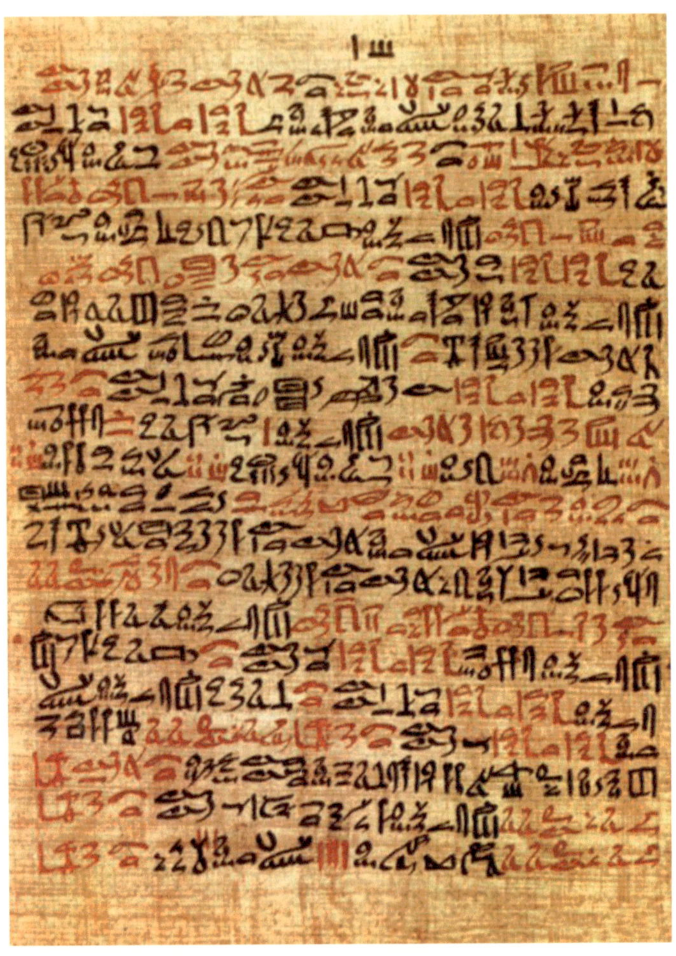

Papyrus Eber, etwa 1500 – 2000 v. Chr. In diesem ältesten schriftlich überlieferten medizinischen Text der Welt, in dem die Behandlung von vielen Erkrankungen beschrieben wurde, ist die Aloe schon erwähnt.

Milliarden Menschen profitieren seit Jahrtausenden

Vieles von dem ägyptischen Heilwissen – besonders auch in Rezepturen – ist leider mit dem Untergang der altägyptischen Kultur verloren gegangen, aber einiges wurde gerettet und später in die römisch-griechische, arabische, indische oder chinesische Medizin integriert. Gerade auch das Wissen um die Aloe. Jahrtausende später beschreibt der berühmte römische Gelehrte Dioskurides sie im 1. Jahrhundert n. Chr. in seiner Schrift De materia medica – und zwar ihren ›leberbraunen‹ Saft. In demselben Jahrhundert erwähnten auch der römische Medizinschriftsteller Celsus (25 v. Chr. bis 50 n. Chr.) sowie Plinius der Ältere in seiner 37 Bände starken Enzyklopädie der Naturkunde die abführende Wirkung dieses Saftes. Auch den dermatologischen Nutzen kannte bereits die griechisch-römische Antike.

Als Marco Polo in den 1270er Jahren chinesischen Boden betrat, lernte er die Aloe dort als ›Pflanze der

Harmonie‹ kennen. Sie war damals schon lange Bestandteil der traditionellen chinesischen Medizin; ebenso in der japanischen Medizin, wo sie als ›königliche Pflanze‹ verehrt wurde. Samureis rieben sich damit vor und nach Kämpfen ein, um Wunden schnell zu heilen bzw. Entzündungen präventiv vorzubeugen. Am anderen Ende der Welt nutzten amerikanische Ureinwohner sie zur Abwehr von Insekten auf ihren Wanderungen, Alexander der Große und Christoph Columbus setzten die Aloe der Überlieferung nach zur Behandlung von Wunden ein. Die abführende Wirkung des Saftes und auch der medizinisch dermatologische Nutzen waren griechisch-römischen Ärzten wie vermutlich auch Hippokrates bekannt. Im Ayurveda galt und gilt sie als Verjüngungsmittel und den arabischen Ärzten diente sie ebenso als Heilmittel, wie sie auch bereits im England des 10. Jahrhunderts bekannt gewesen sein soll. Albertus Magnus empfahl sie im 12. Jahrhundert in Deutschland, und in der ersten medizinischen Schule der Welt in Salerno bei Neapel wurde sie zur gleichen Zeit wegen der vielfältigen Indikationen ›Doktor Aloe‹ getauft. Hildegard von Bingen und Paracelsus kannten u.a. die Wirksamkeit von Zugpflastern aus Aloe zum Aufbrechen von Abszessen, Paracelsus auch deren abführende Wirkung.

Und heute erst nehmen die Forschung und medizinischen Anwendungen der Aloe Vera richtig Fahrt auf. Viele wissenschaftliche Studien versuchen die noch weitgehend unbekannten Wirkmechanismen der Aloe und ihrer Inhaltsstoffe zu verstehen. Milliarden Menschen haben bereits von den unterschiedlichsten äußerlichen und innerlichen Anwendungen profitiert. Zumindest seit Anbeginn der schriftlichen Aufzeichnung, etwa 6.000 Jahre lang. Was für eine Statistik!

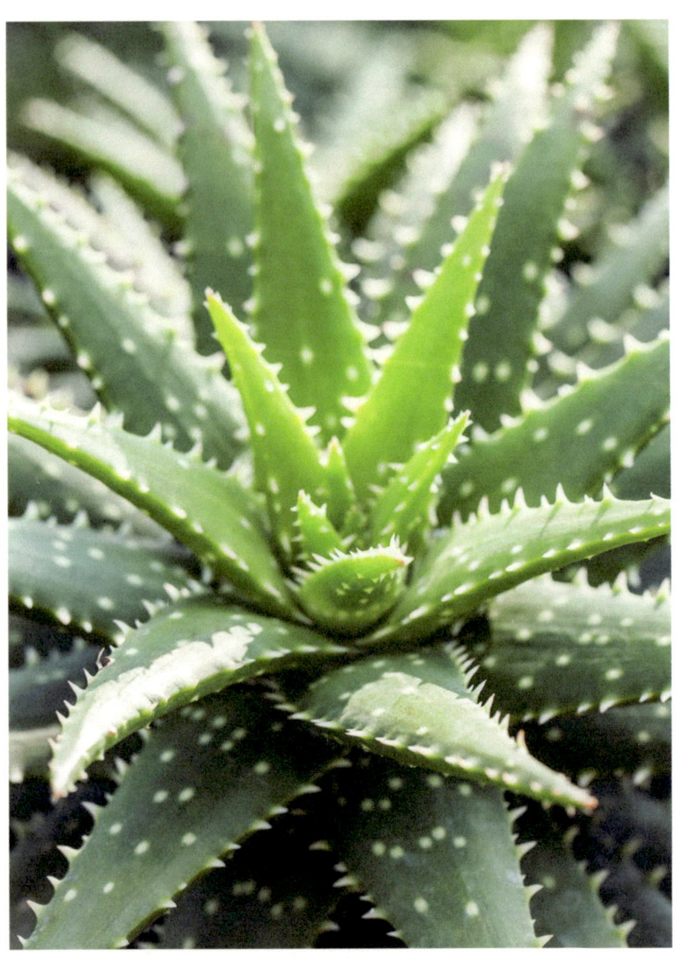

Unter den etwa 300 Pflanzengattungen der Aloe ist die bekannteste die Aloe Vera, die pharmazeutisch eingesetzt wird.

Eine bedeutende Pflanze der traditionellen Medizin

Die Pflanzengattung der Aloe umfasst etwa 300 verschiedene Arten, von denen besonders die Aloe barbadensis ›Miller‹, bekannter unter dem Namen ›Aloe Vera‹, pharmazeutisch Verwendung findet. Ihr Ursprungskontinent ist Afrika. Aloe-Setzlinge wurden von Nomaden, Flüchtlingen, Entdeckern und Eroberern in die ganze Welt getragen. Heute ist sie überall zu finden, eine wahre Weltbürgerin. Tropisches und subtropisches Klima liebt die Aloe am meisten, mit Durchschnittstemperaturen von ca. 20–25 Grad, geringen Jahresniederschlägen und kurzen regenreichen Güssen. Hauptanbaugebiete finden sich in Mexico, Süd-USA, Afrika und Venezuela, aber auch auf den westindischen Inseln, auf Kap Verde, in China und im Mittelmeerraum wie in Spanien, Sizilien und Süditalien.

Aloe barbadensis Miller ist ein Synonym für die Aloe Vera-Kulturen, die aus dem karibischen Raum

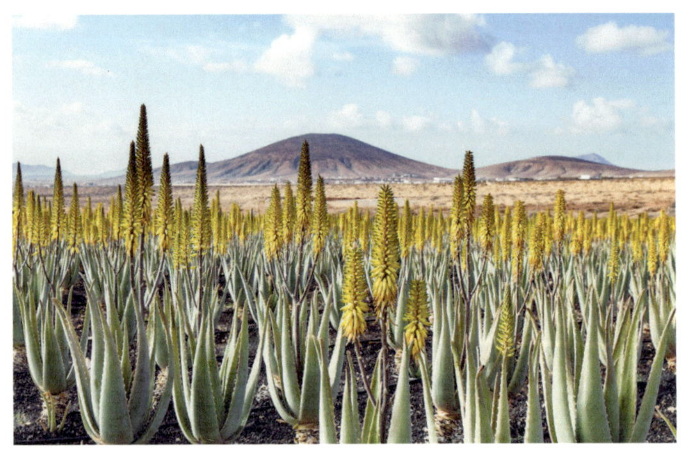

stammen. Der Name bezieht sich auf die Insel Barbados, Miller auf den Namen des Entdeckers. Sie ist die bekannteste unter den unzähligen Arten und auch medizinisch die bedeutsamste. Pharmazeutisch relevant ist auch die Aloe ferox, die in Süd- und Ostafrika zu Hause ist und nun in Kapland kultiviert wird. Sie wird deshalb auch botanisch Aloe capensis bezeichnet. Die Qualität der Pflanzen unterscheidet sich u.a. durch Klima, Bodenbeschaffenheit, Dün-

Aloe Vera wird vorrangig in tropischem und subtropischem Klima angebaut, wie in Mexiko, Kap Verde oder Sizilien.

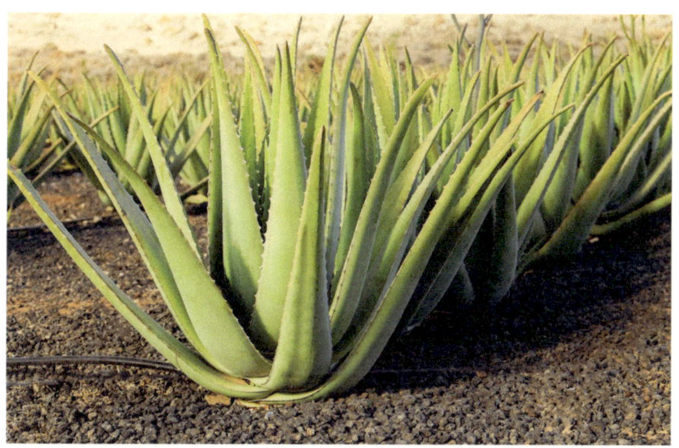

gung oder Pestizideinsatz. Der Bezug von Produkten aus sicheren, naturbelassenen und überprüfbaren Quellen ist für den Verbraucher wesentlich.

Gutes Klima und pestizidfreie Bodenbeschaffenheit machen die Qualität der Pflanze aus.

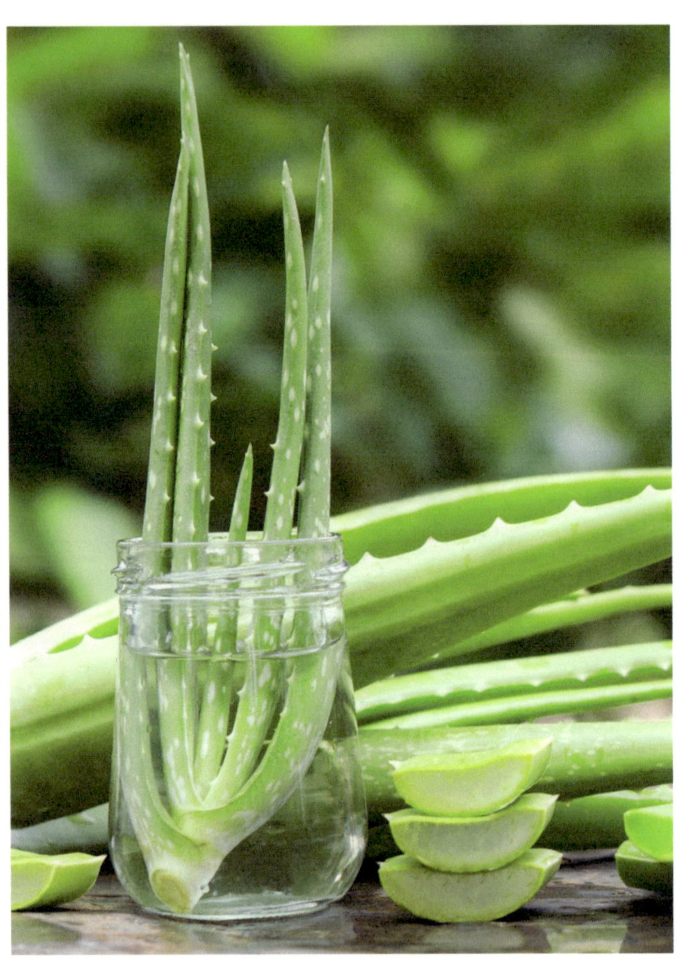

Da die Aloe zu 99 Prozent
aus Wasser besteht,
kann sie an sehr heißen
und trockenen Orten
überleben.

Die Aloe besteht aus mehr Wasser als eine Gurke

Die Blätter der Aloe bestehen aus mehreren Schichten, die zwei therapeutisch wirksame Regionen enthalten. Die Blattrinde und das ›Filet‹, so wird das Aloe-Mark in der Blattmitte auch in der englischen Sprache definiert. Eine durchsichtige Gelsubstanz, die zur Kosmetik und Unterstützung der Wundheilung äußerlich weltweit eingesetzt wird. Als Bestandteil von Spezialgetränken findet das Filet innerliche Anwendung. Die Aloe besteht fast ausschließlich aus dem Filet und damit fast nur aus Wasser. Zu 99 Prozent! Eine ebenfalls fast nur aus Wasser bestehende Gurke hat weniger, nämlich 96 Prozent. Man könnte beide sozusagen ›trinken‹ – wären da nicht noch Haltestrukturen im Inneren. Für die Pflanze übernimmt das Filet die Funktion eines Wasserspeichers. Die Aloe kann somit an sehr heißen, trockenen Standorten (über-)leben. Das Filet wird von der Blattrinde zusammengehalten und ernährt. Unter ihr befinden sich die Leitungsbahnen, aus denen ein bitterer, gelblich-rötlicher Saft austritt, quasi das ›Blut‹ der Aloe. Pro Blatt lassen sich 5–10 g Saft gewinnen, der eingedickt 28 Prozent Anthracenderivate wie das Anthrachinon Aloin enthält. Im Falle der Aloe Vera Miller und der Aloe Ferox zu 18 Prozent.

Anthrachinone sind Wirkstoffe, die die Darmtätigkeit anregen und abführend wirken. Sie werden medizinisch ebenso wie die Rhabarberwurzel oder Sennesblätter zur Behandlung von Verstopfung eingesetzt. Das Aloin, auf das die abführende Wirkung bei der Aloe Vera zurückzuführen ist, ist wesentliches Element der Aloe-Anthrachinone unter der grünen Blattrinde. Diese Blattrinde mit ihrem ›blutenden‹ Anteil kann heutzutage technologisch sicher vom Filet getrennt werden, wenn die abführende Wirkung nicht gewünscht wird, da diese bei Langzeiteinnahme schwerwiegende Krankheitsfolgen nach sich ziehen kann.

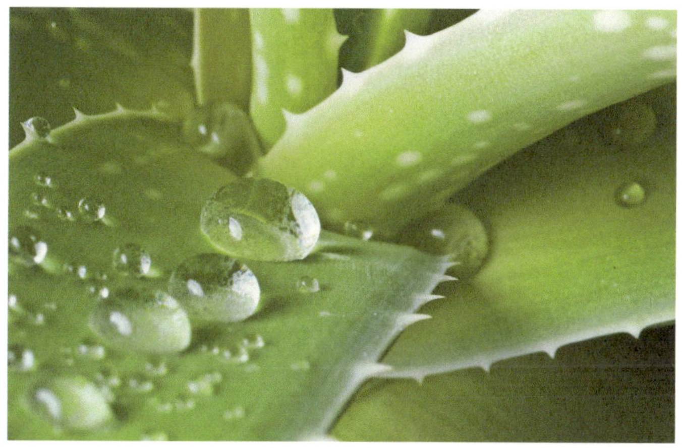

Die Anthrachinon- und damit auch Aloinfreiheit muss auf Präparaten sichtbar gemacht sein. Durch medizinisch anerkannte Laboratorien wird dies analysiert und dokumentiert. Das Zertifikat der Prüfinstitution muss als sichtbarer Stempel auf Präparaten erkennbar gemacht werden. Anthrachinone dürfen gesetzlich verordnet weder in Lebensmitteln noch in Kosmetika enthalten sein.

Anerkannte Laboratorien analysieren Aloe Vera Produkte. Ein sichtbares Siegel garantiert Aloinfreiheit.

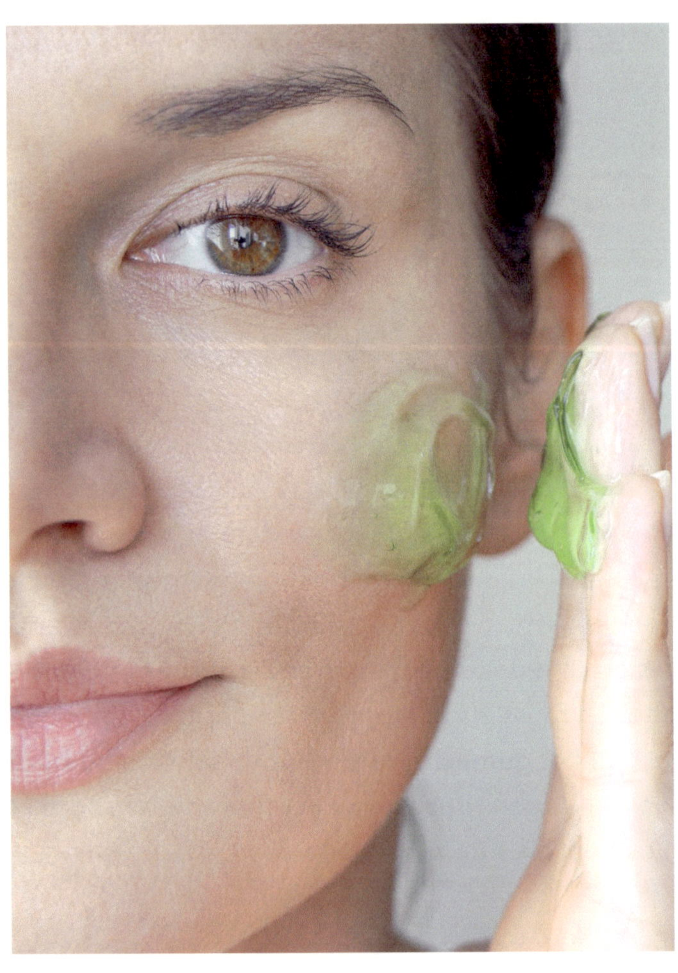

Aloe Vera fördert die Wundheilung und Hautregeneration über die Aktivierung der Fibroblasten.

Das Gel hemmt die Entzündungsparameter Prostaglandin, Histamin und Bradykinin. Es fördert die Wundheilung und Regeneration der Haut über die Aktivierung von Fibroblasten. Dabei ist darauf zu achten, dass die genutzten Aloe Vera-Gel-Präparate möglichst naturbelassen sind.

Innerlich ist der Saft der ganzen Aloe Vera-Pflanze medizinisch ausschließlich bei Verstopfung (Obstipation) indiziert und deren Wirkung klinisch belegt. Allerdings werden sogenannte Darmverstopfungen oftmals durch einen Mangel an Flüssigkeitszufuhr und Bewegung verursacht. Deshalb sollte nicht zu eilig zu Laxanzien, also Abführmitteln gegriffen, sondern zunächst bitte mit viel Flüssigkeit – 1,5 bis 2 Liter pro Tag zusätzlich zu dem bisherigen Kaffee- und Teekonsum – und körperlicher Aktivität gegengesteuert werden. Bei vorübergehenden Verstopfungen könnte ein Aloe Vera-Präparat hilfreich sein. Die Dauer der Einnahme sollte mit einem Arzt

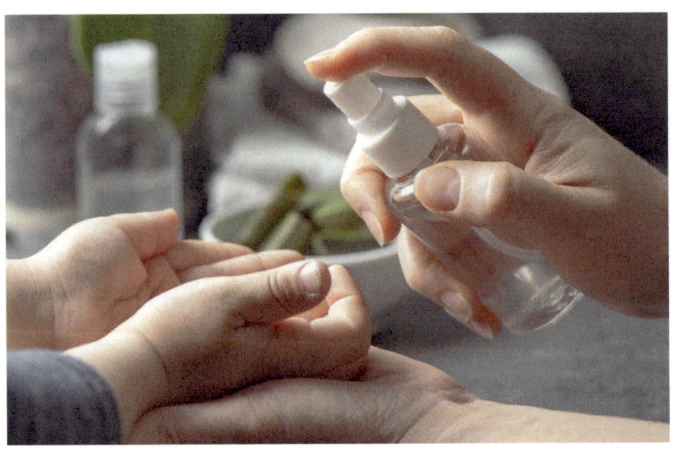

oder einer heilkundigen Therapeutin abgestimmt werden. Nicht länger als 14 Tage das Laxans-Präparat aus dem ganzen Blatt einnehmen.

Weitere Wirkmechanismen der Aloe Vera und ihre Inhaltsstoffe werden diskutiert. Zum Beispiel finden sich pharmakologische Studien, die vermuten lassen, dass die in der Aloe enthaltene Aloverose, ein Mehrfachzucker (Polysaccharid), auch Acemanan genannt, die Wundheilung von Haut und Schleimhaut fördern und mögliche Folgen der

Naturbelassene Aloe Vera kann auch auf gereizter Kinderhaut lindernd wirken, beispielsweise bei Neurodermitis.

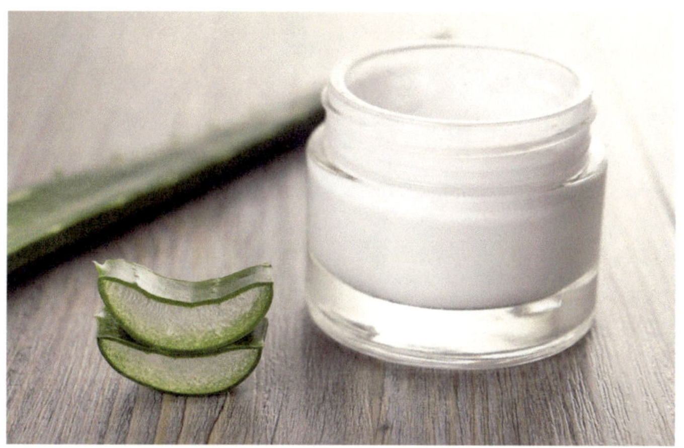

Sonneneinstrahlung auf die Haut verhindern kann. Dabei scheint der Stoff die Makrophagen zu aktivieren und die Freisetzung von fibrogenen Zytokinen zu stimulieren. Weitere pharmakologische Studien sind nötig, um solche Wirkungen ausreichend zu belegen.

In kosmetischen Produkten mit zusätzlichen Wirkstoffen hilft Aloe Vera beim tieferen Eindringen in die Haut.

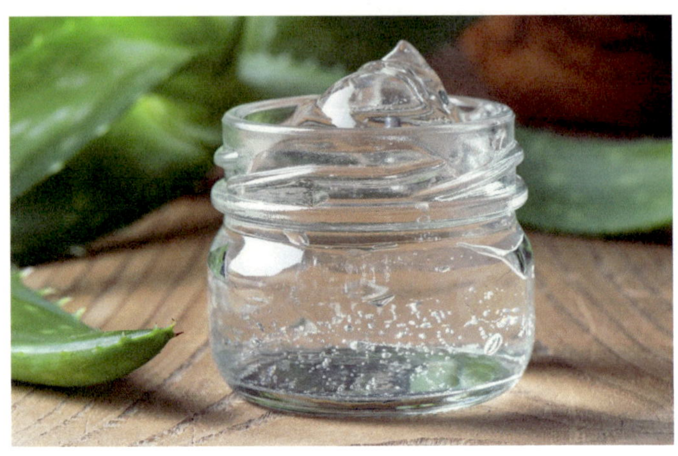

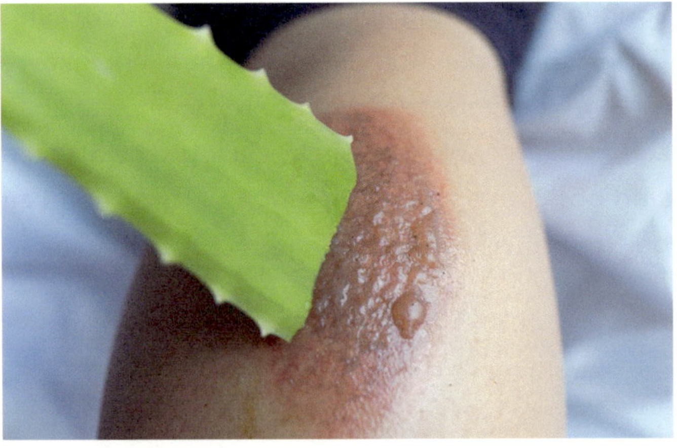

Die Behandlung von Verbrennungen darf nur mit pharmazeutisch geprüftem Aloe-Gel ohne Aloin erfolgen.

Traditionelle Anwendung

Es ist das Gel, das die meisten Wirkstoffe enthält.

Innerlich: Gel ohne Aloin: Schleimhautentzündungen, Zahnfleischentzündungen, Paradontose, Aphten, Reizungen durch Candidapilze, Lippenherpes, Erkältungen.

Äußerlich: Gel ohne Aloin: kosmetische Anwendungen, trockene und alternde Haut, entzündliche Hautveränderungen und Schleimhautreizungen der Nase und Ohrmuschel, Strahlendermatitis, Akne, Ekzeme, Schuppenflechte, Neurodermitis, Hautpilze, Fußpilz, Sonnenbrand, kleine Wunden und Verletzungen, Verbrennungen 1. und 2. Grades, allergische Hautreizung, Altersflecken, Keratosen, Seborrhoe, Hauteinrisse, Haarwurzel- und Kopfhautentzündungen, Hämorrhoiden, Warzen.

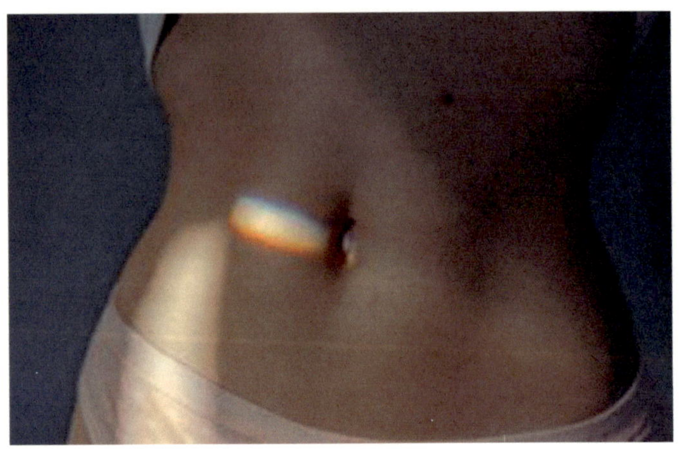

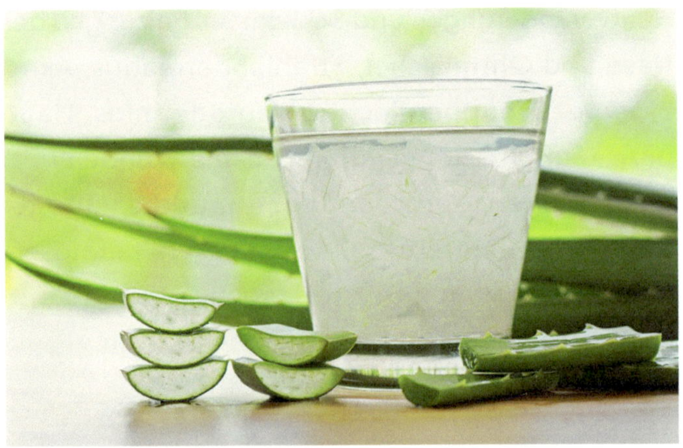

Abführpräparate zur Behandlung von Cholesterinstoffwechsel oder Verstopfung enthalten das ganze Aloe Vera-Blatt.

Bei innerer Anwendung wird Behandlungszeitraum und Dosierung mit einem Arzt des Vertrauens abgestimmt.

Medizinische Anwendung

laut Weltgesundheitsorganisation WHO und Kommission E, ESCOP und HMPC

Innerlich: Ganzes Blatt mit Gel & Aloin oder Abführpräparate nur mit Aloe-Anthrachinonen: Verstopfung. Gel ohne Aloin: Die Wirksamkeit beim Zucker- und Cholesterinstoffwechsel und bei Gefäßerkrankungen wird wissenschaftlich untersucht.

Kontraindikationen (Gel mit Aloin): Schwangerschaft, Menstruation, Stillzeit, Darmverschluss (Ileus), entzündliche Darmerkrankungen, Morbus Crohn, Colitis ulzerosa. Kinder unter 12 Jahren: Allergien gegen Aloe oder Liliengewächse.

Wichtige Eigenschaften der Aloe

Das Gel des Filets wirkt: hautglättend, hydrierend, wundheilend, entzündungshemmend, adstringierend, antimikrobiell und pilzabtötend.

Der Pflanzensaft von Blattrinde und Filet zusammen wirkt: abführend.

Das Anwendungsspektrum in der Volksheilkunde

Gel – Behandlungen der Haut

Grundsätzlich können veränderte Hautbereiche mit Aloe Vera-Gelen – wie in der Indikationsliste angegeben – versorgt werden. Das gilt für vorsorgende Anwendungen und die liebevolle Pflege der Haut genauso wie bei Schädigungen durch Entzündungen, Verletzungen oder Erkrankungen zur Regeneration. Mehrere klinische Studien geben Hinweise auf die Wirksamkeit. Es konnte eine beschleunigte Wundheilung im Sinne einer rascheren Hautneubildung (Epithelialisierung) nachgewiesen werden. Dazu bitte mehrmals täglich ein vorproduziertes Gel oder das Gel eines frisch geschnittenen Blattes auf die betroffenen Stellen auftragen und vorsichtig einmassieren.

Bei Sonnenbrand, Brandverletzungen 1. und 2. Grades, Strahlendermatitis oder Insektenstichen lindert das Aloe Vera-Gel das Spannungsgefühl der

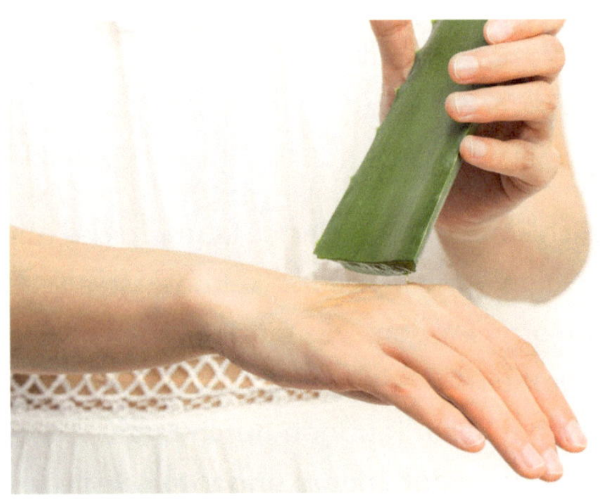

Haut, es kühlt, spendet Feuchtigkeit und wirkt entzündungshemmend. Kleine Wunden, Abschürfungen, Hautveränderungen wie Pickel, kleine Abszesse, Akne, aber auch eine Schuppenflechte, Neurodermitis, Seborrhoe (gesteigerter Talgfluss) und Hämorrhoiden oder Warzen sind ebenfalls sehr gut mit dem Gel zu behandeln. Haut- und Schleimhautreizungen oder ein Jucken werden gelindert und eine antientzündliche und antimikrobielle Wirkung

In klinischen Studien konnte nachgewiesen werden, dass Aloe Vera die Hautneubildung beschleunigt.

erreicht. Das Anwendungsspektrum des Gels für Haut und Mund kann mit anderen natürlichen Pflanzenstoffen wie z.B. von der Ringelblume, Salbei und Pfefferminze oder Ölen von Mandel, Sesam oder Aprikosenkernen erweitert werden.

Behandlungen des Mundraumes

Es fühlt sich wirklich sehr angenehm an, wenn mit einer Aloe Vera-Gel-versetzten Tinktur der Mundraum gespült oder gegurgelt wird. Gleichzeitig wirkt es vorsorgend bei Schleimhautentzündungen, Aphten oder bei beginnenden Entzündungen im Mandel-/Rachenraum. Auch eine Aloe-Zahncreme, die mit anderen Pflanzenstoffen zur antientzündlichen Vorbeugung oder Behandlung verfeinert werden kann, tut gut, etwa zur Regeneration der Mundschleimhaut und antibakteriellen, antiviralen Behandlung des Zahnfleisches (Gingivitis) und Parodontose.

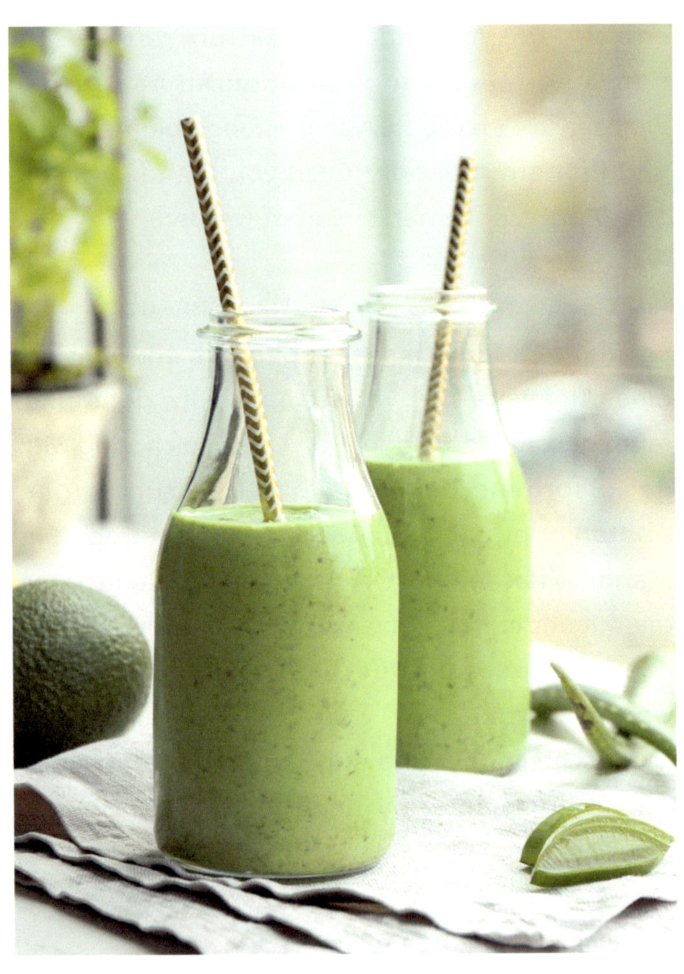

Für Getränke mit Aloe Vera wird ausschließlich das Filet der Pflanze ohne die Blattrinde verwendet.

Getränke zur Vitalisierung

Hier gibt es eine unüberschaubare Vielfalt an Angeboten von flüssigen Nahrungsergänzungsmitteln. Die meisten sind nicht zertifiziert und können Antrachinone enthalten, die eine enorme Elektrolytverschiebung im Darm erzeugen und die Nieren schädigen können. Deshalb muss mit höchstem Augenmerk darauf geachtet werden, dass die Getränke ausschließlich aus dem gelartigen Wasserspeichergewebe, dem Aloe-Filet, hergestellt wurden und frei von Antrachinonen und damit auch von Aloin sind. Dies muss durch eine anerkannte Institution zertifiziert werden und ALOIN-frei auf den Produkten sichtbar gekennzeichnet sein. Das gilt auch für koschere und islamische Prüfsiegel.

Eine längerfristige innerliche Anwendung eines Aloe Vera – Produktes zur Vorsorge wie zu einer Zusatzbehandlung bei vorliegenden Erkrankungen sollten Sie mit Ihrer Ärztin oder Ihrem Arzt des Vertrauens besprechen. Dies ist umso wichtiger, da weltweit ein großer Trend zu naturheilkundlichen und damit auch pflanzlichen Anwendungen und vegetarisch/veganer Ernährungsweisen besteht, deren Einfluss auf den individuellen Stoffwechsel zwischenzeitlich überprüft werden sollte. Regelmäßige Laboruntersuchungen zur Prävention sind grundsätzlich für jeden Menschen sinnvoll.

Alle Aloe Vera-Getränke können mit natürlichen Pflanzenstoffen erweitert werden. Ingwer, Salbei oder Minze bieten sich u.a. an, um regenerativ auf die Schleimhäute zu wirken. Dies kann auch mit selbst hergestellten Tees oder Getränke-Mixturen realisiert werden.

Innerliche Anwendung

Aloe Vera-Saft oder Trockenextrakt in Wasser gelöst 1x abends. Dieser darf maximal 20–30 mg Hydroxyanthracen-Derivate enthalten. Nicht länger als 14 Tage einnehmen.

In der Volksmedizin werden für die innerliche Gabe von Aloe Vera unter anderem Indikationen wie die der Blutzuckerregulation, der Cholesterinsenkung oder des Diabetes Mellitus angegeben. Diese Annahmen wurden durch neuere wissenschaftliche Studien nachvollzogen. Es bestehen jedoch noch keine ausreichenden klinischen Belege für diese wie auch andere Indikationen wie beispielsweise zur Behandlung von Magen- und Darmgeschwüren.

Achtung: Bei den sogenannten ›Gesundheitsdrinks‹, die immer häufiger auch frei verkäuflich angeboten werden, sollte unbedingt darauf geachtet werden, dass der Gehalt der abführend wirkenden Anthranoide (Aloin) und die genaue Stammpflanze angegeben werden. Die tägliche Aloin-Aufnahme durch Aloe Vera-Produkte darf auch nicht höher als 20–30 mg sein und muss medizinisch kontrolliert werden.

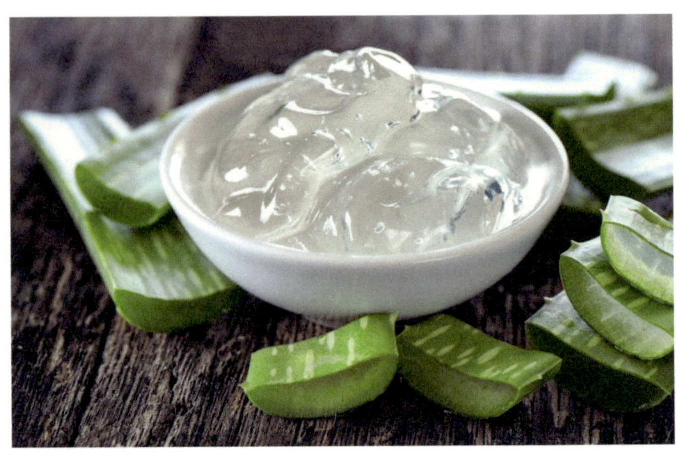

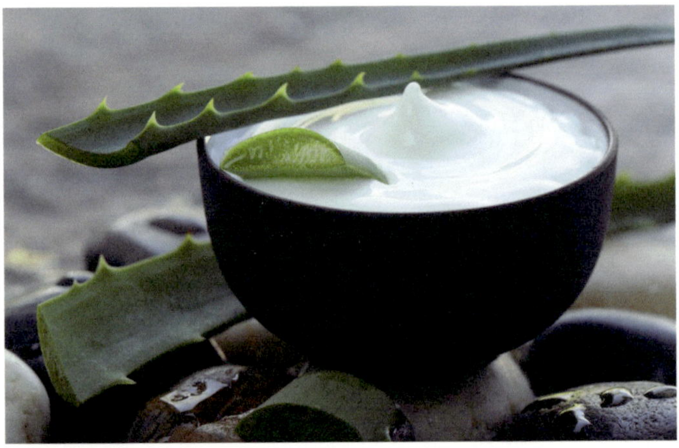

Oben: Nur das extrahierte Aloe Vera-Gel in der kleinen Schüssel darf äußerlich und innerlich genutzt werden!

Es muss frei von Aloin sein, was ausdrücklich auf dem Etikett vermerkt sein sollte.

Anwendungsformen

Gel

Der feuchtigkeitsspendende, eingedickte Saft des Aloe Vera-Filets wird für kosmetische Zwecke zur Hydratisierung und Behandlung der Haut genutzt. Er wird Gel genannt. Dieser Begriff stimmt zwar physikalisch, aber nicht pharmazeutisch. Indikationen sind u.a. trockene Haut, Ekzeme, Akne, Neurodermitis, Verbrennungen, Sonnenbrand und Insektenstiche. **Tipp:** Aloe Vera-Gel im Kühlschrank aufbewahren.

Creme

Aloe-Cremes sind mit Fett- und auch anderen Wirkstoffen sowie Emulgatoren pastöser gemachter Saft und können somit in dickerer Schicht aufgetragen werden. Gut für Ekzeme, Risse und Schrunden oder nach einer Rasur. Bitte nicht auf Wunden auftragen, da sich unter der Cremeschicht Keime vermehren können.

Unten: Für äußere Anwendung wie Aloe Vera-Creme wird nur das Filet ohne Blattrinde genutzt!

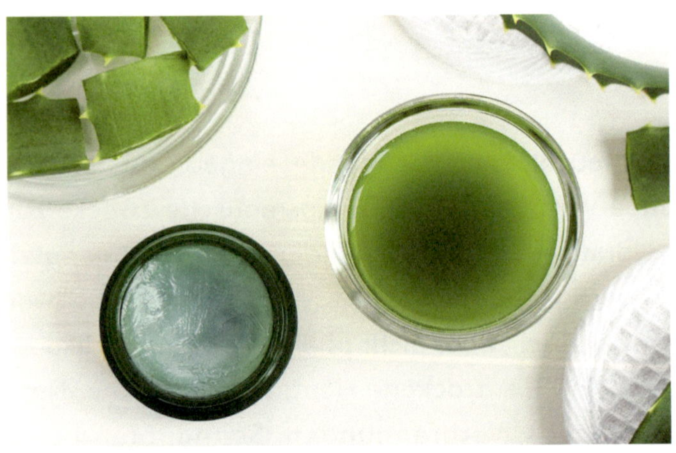

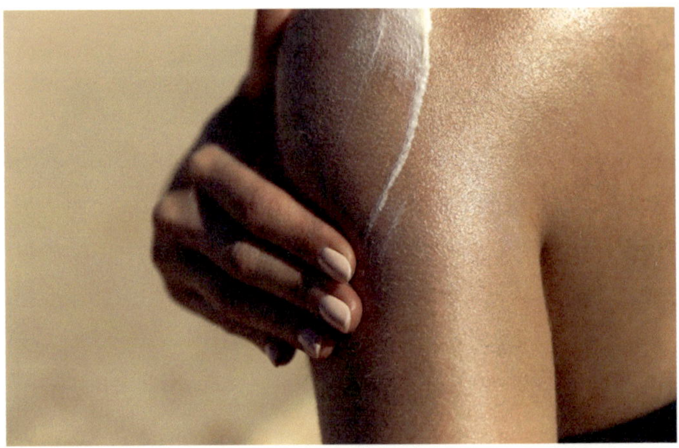

Oben: Aloe Vera-Saft versetzt mit Sesamöl kann als Trägersubstanz Wirkstoffe tiefer in die Haut transportieren.

Unten: Aloe Vera-Extrakte in After-Sun-Lotions wirken nach einem Sonnenbad beruhigend, und regenerierend.

Öle

Aloe-Saft kann mit Ölen wie aus Sesamsamen, Mandeln oder Aprikosenkernen als Trägersubstanz versetzt werden. Sie transportieren Wirkstoffe tiefer in die Haut. Nicht auf Wunden und Verletzungen auftragen.

Tinktur

Mit Alkohol verdünnt, wird der Aloe Vera-Saft zu einer Tinktur, mit der der Mund antientzündlich gespült oder die Haut nach der Rasur beruhigt werden kann.

Sonnenschutz

Aloe Vera-Extrakte in Sonnenschutzmitteln wirken wasserabweisend und sind ökologisch viel wertvoller als synthetische Beimischungen. Aloe Vera-Lotion oder -Gel ist ein wunderbar beruhigendes und Feuchtigkeit spendendes sowie regenerierendes After-Sun-Tonikum.

Hautlotion

Eine Lotion hat einen viel geringeren Fettanteil als Cremes und einen höheren Wasseranteil. Eine Gesichtslotion ist mit mehr Wasser hergestellt als eine Körperlotion. Denn die Gesichtshaut ist in der Regel fetthaltiger als andere Körperteile und benötigt daher mehr Feuchtigkeit als Fett.

Gesichtsmaske

Hochwertige Gel-Extrakte aus sicheren Quellen und kontrolliertem biologischen Anbau sollten zur Gesichtspflege und als Maske genutzt werden. Bitte darauf achten, dass die Maske, wenn möglich, nur aus reinem Aloe Vera-Gel, ohne Beimischungen anderer Stoffe oder Verdünnungen mit Wasser, bestehen. Es dringt viel besser und tiefer in die Haut ein als Wasser.

Shampoo

Um eine schaumbildende Wirkung zu erzielen, müssen den Aloe Vera-Extrakten weitere Substanzen zugeführt werden, die meist synthetisch sind. Bitte Aloe Vera-Shampoo-Präparate genau darauf untersuchen. Als Alternative können Haarseifen oder festes Shampoo, z.B. aus natürlichem Lavendel oder Rosmarin, genommen werden. Vielleicht danach mit Aloe Vera-Tinktur als Haarwasser den Kopf massieren.

Mund- und Zahnpflege

Eine antientzündliche Wirkung für Zahnfleisch und Mundschleimhaut ist volksmedizinisch beschrieben. Mit Aloe Vera-Tinktur oder -Zahnpasta kann vorbeugend behandelt werden.

Kapseln oder Kräutertabletten

Bei Verstopfung kann in Absprache mit einem Arzt oder einer Therapeutin des Vertrauens ein Aloe-Trockenextrakt, der Aloin enthält, in Tablettenform oder als Kapsel eingenommen werden (pro Tablette 41,25 – 52,5 mg Aloe-Trockenextrakt). 1 mal abends, maximal 1 – 2 Tabletten pro Tag einnehmen. Bitte Packungsbeilage beachten!

Achtung: Nicht länger als zwei Wochen innerlich anwenden!

Frischblatt

Blätter aus sicheren Quellen und kontrolliertem biologischen Anbau sollten zur Kosmetik und für oben beschriebene Hautirritationen genutzt werden. Die Qualitätsunterschiede sind enorm, je nach Bodenbeschaffenheit, Anbauweise, Pestizideinsatz und Düngung. Die Blätter sollten beim direkten Gebrauch in Scheiben geschnitten und filetiert werden. Damit kann die Haut vorsichtig bestrichen und mit dem Saft benetzt werden.

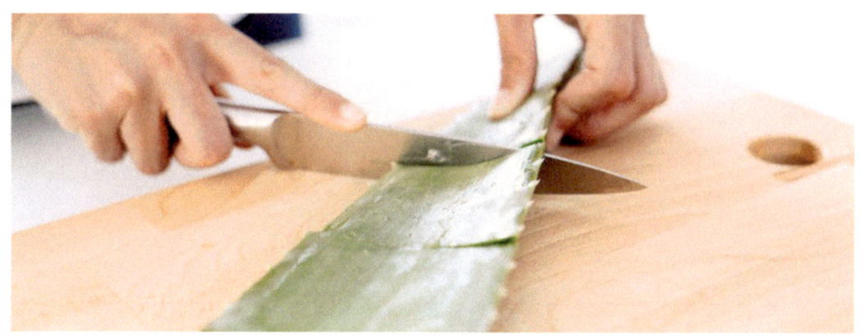

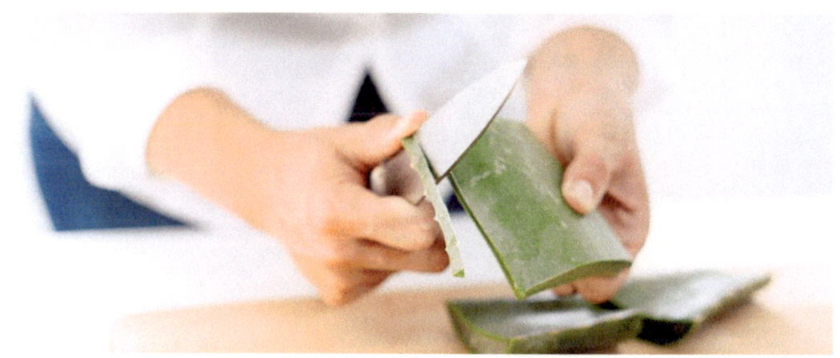

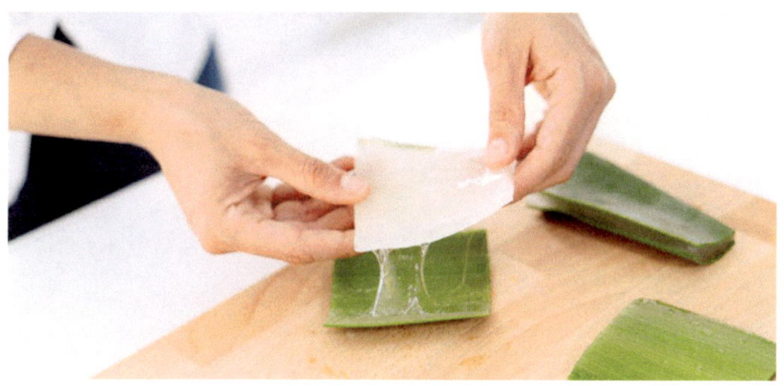

Anleitung, wie man ein Aloe Vera-Blatt filetiert. Achtung: Wenn Sie ein frisches Aloe Vera-Blatt abschneiden, warten Sie, bis der gelbe Saft (Aloin) ›ausblutet‹, bevor Sie das Blatt verarbeiten. Anschließend wird das Filet großzügig vom Blatt getrennt.

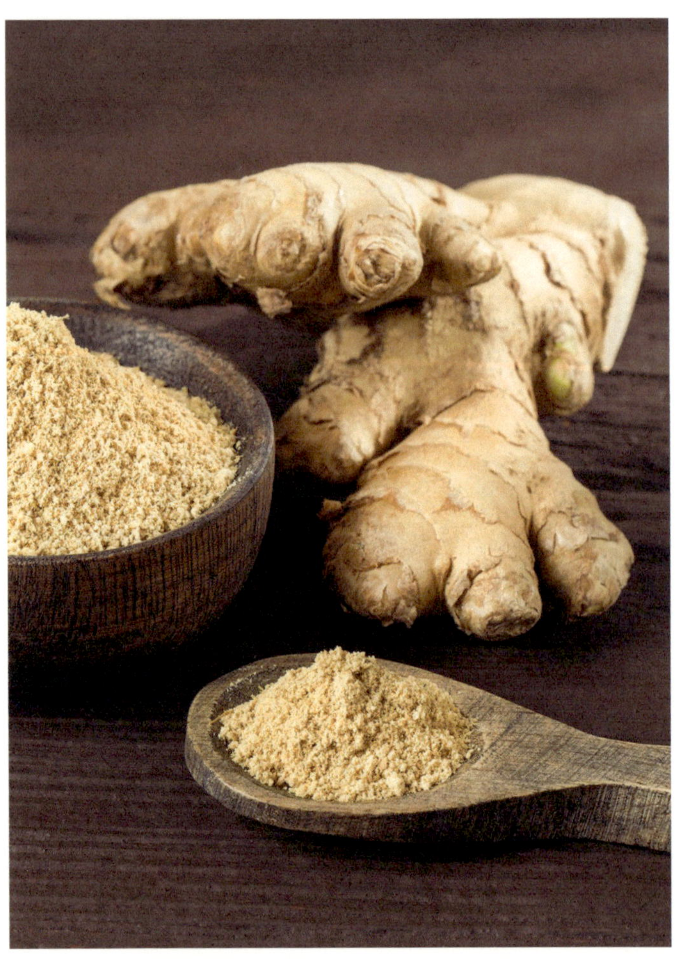

Eine Mischung von Ingwer mit einem Aloe Vera-Gel ermöglicht das tiefere Einwirken in die Haut und hilft so bei Gelenkschmerzen oder muskulären Beschwerden, oder bei Entzündungen der Schleimhäute im Mundbereich.

Mögliche Kombination der Aloe Vera

Ingwer

Anwendung: Der Ingwer ist anerkannt als traditionelles pflanzliches Arzneimittel und im Arzneimittelgesetz als solches gelistet. Innerlich wird der Ingwer medizinisch bei Verdauungsbeschwerden wie Übelkeit und Dyspepsie (funktionelle Störungen im Oberbauch wie Sodbrennen, Völlegefühl, Sättigungsgefühl oder Blähungen) angewendet. Zudem hilft er auch prophylaktisch bei Reiseübelkeit. Dies ist wissenschaftlich anerkannt.

Traditionell wird der Ingwer seit Jahrtausenden bei weiteren Indikationen genutzt. Dazu gehören auch Erkältung und grippale Infekte. Seine Scharfstoffe erwärmen den Körper und können helfen, Husten zu lösen. Zudem wirkt der Ingwer antientzündlich und antimikrobiell und unterstützt somit die körpereigene Abwehr. Äußerlich angewendet, z.B. als Kompresse, kann der Ingwer zudem bei

Gelenkschmerzen oder muskulären Beschwerden Abhilfe verschaffen. Eine Mischung mit einem Aloe Vera-Gel kann das tiefere Eindringen der Ingwerbestandteile in die Haut ermöglichen. Gleiches würde für antientzündliche Wirkungen auf Schleimhäute im Mundbereich gelten.

Eigenschaften: antimikrobiell, antientzündlich, krampflösend, Brechreiz mindernd, fördert die Speichel- und Magensaftsekretion und steigert Tonus und Peristaltik des Darms.

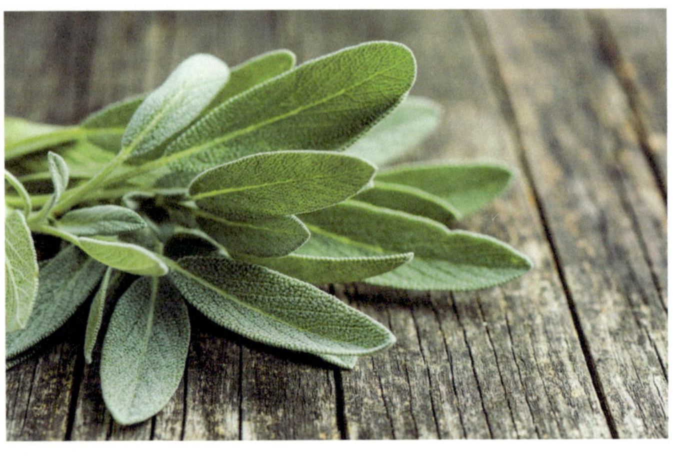

In Verbindung mit Salbei hilft Aloe Vera, dessen antibakterielle, antivirale und fungizide Wirkung in der Haut zu entfalten.

Salbei

Anwendung: Der Salbei wird bei Entzündungen im Mund und Rachenraum und leichten Hautirritationen angewendet. Seine antibakterielle, antivirale und fungizide Wirkung helfen der Haut, sich zu regenerieren und dabei, die Schleimhaut vor Entzündungen zu schützen. Zudem hat Salbei einen schweißhemmenden und desodorierenden Charakter und wird gerne in Deos verwendet. Medizinisch wird er bei übermäßiger Schweißproduktion angewendet.

Eigenschaften: antibakteriell bei grampositiven und gramnegativen Keimen, bakterio-statisch, fungistatisch, virusstatisch, adstringierend, entzündungshemmend, antioxidativ sowie schweißsekretionshemmend.

Ringelblume

Anwendung: Die Calendula – so der medizinische Name der Ringelblume – wird medizinisch bei entzündlichen Veränderungen der Mund- und Rachenschleimhaut verwendet. Besonders wirksam ist die Pflanze bei Wunden mit schlechter Heilungstendenz. Sie fördert nachweislich die Granulation der Haut, d.h. sie wirkt wundheilend und gleichzeitig antibakteriell, fungistatisch und antiviral. Sie schützt Haut und Schleimhaut vor Infektionen bzw. wirkt diesen entgegen.

Eigenschaften: entzündungshemmend, wundheilungs- und granulationsfördernd, antiödematös, antibakteriell, fungistatisch und virusstatisch, immunmodulierend.

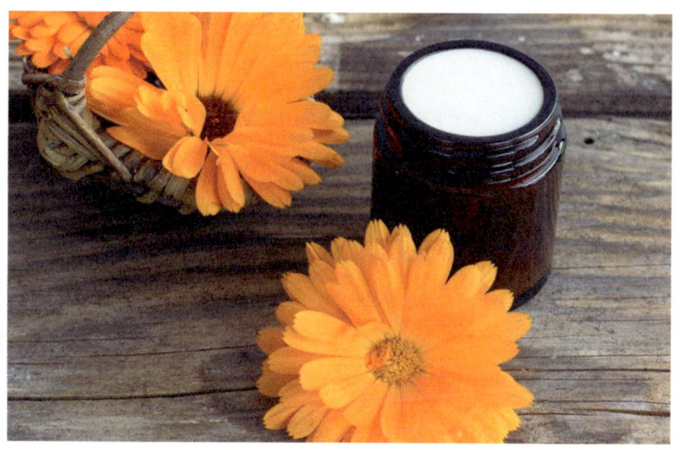

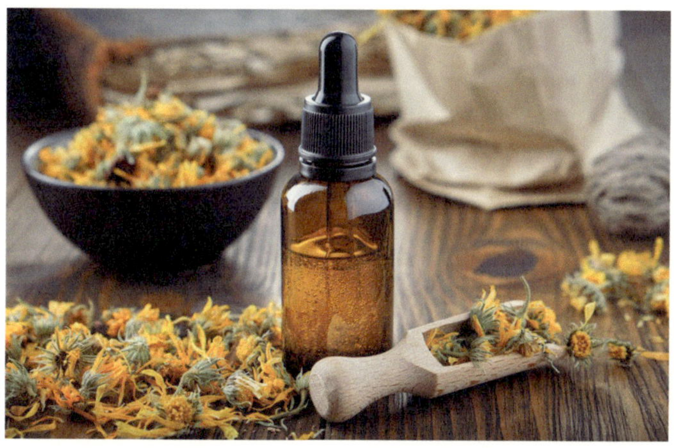

Bei Wunden mit schlechter Heilungstendenz hilft der Einsatz von Calendula. Aloe Vera hilft beim Eindringen ihrer Wirkstoffe in die Haut.

Inhaltsstoffe der Aloe Vera

Grundsätzlich wirken die Inhaltsstoffe einer Pflanze orchestral zusammen. Es gibt je nach Nutzen unterschiedlicher Pflanzenteile immer eine ›1. oder 2. Geige, eine Pauke und all die anderen‹, welche die Güte des Ergebnisses beeinflussen.

Inhaltsstoffe: 99 Prozent Wasser, Anthranoide wie 7-Hydroxy-Aloine (Aloe barbensis), 5-Hydroxy-Aloine (Aloe capensis), Mono- und Polysaccharide wie die Aloverose (auch Acemannan genannt), Aminosäuren, Vitamine A, C und der B-Klasse, Folsäure, pflanzliche Fettsäuren wie Luteol, Enzyme wie die Oxidase, Lipase, Harz, Bitter- und Ballaststoffe.

Drei Hauptinhaltsstoffe besitzt die Aloe Vera: im Gelkörper gebundene Wasser, das Aloin (siehe oben) und das Accemannan. Accemannan ist ein Proteglycan, also ein Eiweiß-Mehrfachzuckergemisch. Accemannan wird bis zur Pubertät vom Menschen selbst gebildet und muss danach zugeführt

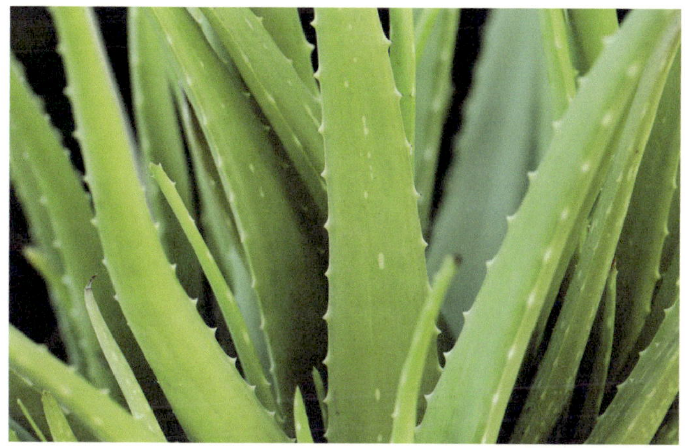

werden. Es wird in alle Zellmembranen eingebaut und soll das Immunsystem, besonders die Fresszellen, die Killerzellen und Botenstoffe wie das Interleukin 1 und auch Antikörper aktivieren. Die Abwehr von Bakterien, Viren und Pilzen baut u. a. auf diesem Effekt auf. Außerdem soll es die Aufnahme von Wasser und Nährstoffen aus dem Darm optimieren. Es ist auch z.B. im Sibirischen Ginseng zu finden.

Aloe Vera enthält Aloeverose (Accemannan), einen Zucker, der bis zur Pubertät im menschlichen Körper selbst gebildet wird.

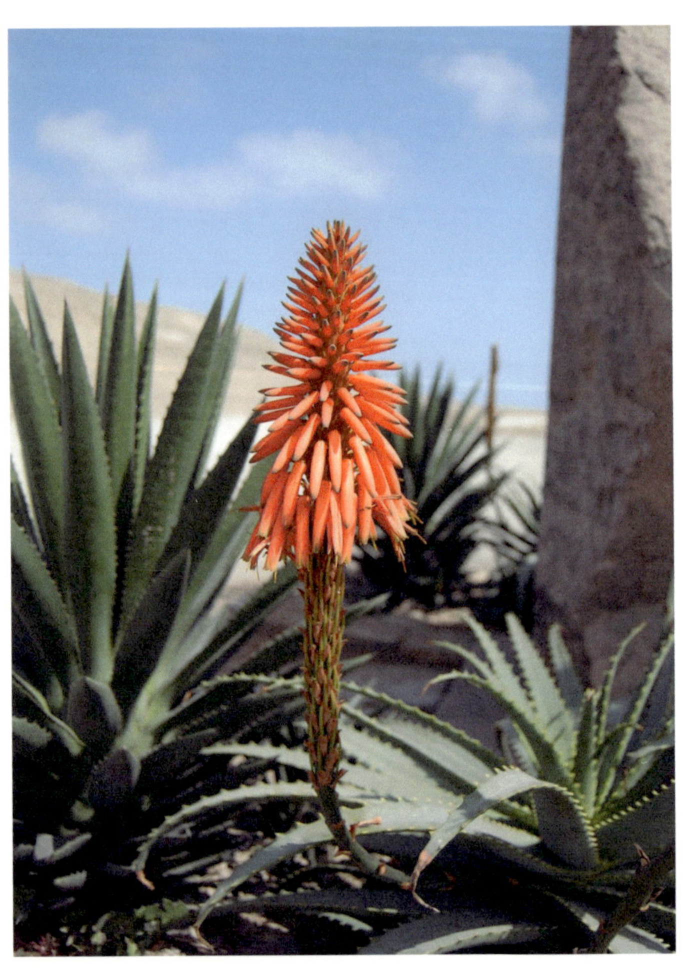

Zur Blütezeit steht die Aloe als Liliengewächs in leuchtend gelben oder roten Blüten.

Wissenschaftliche Aspekte

Die wissenschaftlichen Quellen sind vielfältig, klinische als auch Laborstudien und Untersuchungen an Tieren werden seit langer Zeit durchgeführt. Die vielfältigen volksmedizinischen Erkenntnisse und Anwendungsmöglichkeiten inspirieren die Wissenschaftler weltweit. Das hat auch zu wichtigen neuen Erkenntnissen wie zum Beispiel den Anwendungsmöglichkeiten der Pflanze bzw. ihrer Inhaltsstoffe bei Fettstoffwechselstörungen, Arteriosklerose oder Diabetes Mellitus geführt. Diese Erkenntnisse sind noch nicht endgültig abgesichert und haben daher noch keinen Routineeinsatz in der Schulmedizin gefunden.

In den folgenden Ausführungen wird ein grober Überblick über den aktuellen Stand der wissenschaftlichen Einschätzung von unterschiedlichen renommierten Institutionen gegeben: Die Kommission E gibt zur Aloe als medizinische Indikation ausschließlich Obstipation an. Eine kurzzeitige Anwendung bei Obstipation empfiehlt die Weltgesundheitsorganisation WHO für den Saft. Die Wirksamkeit dieser Anwendung ist durch klinische Daten gesichert. Volksmedizinische Anwendungen, die bisher nicht endgültig durch klinische Daten unterstützt werden, sind laut WHO die Seborrhoe, Magen- und Zwölffingerdarmgeschwüre, Tuberkulose, Mykose und erhöhter Blutzucker. In pharmazeutischen Handbüchern und traditionellen Medizinsystemen finden sich laut WHO Indikationen wie Hautirritationen und Verbrennungen ersten und sogar zweiten Grades.

Auch die Anwendungen zu kosmetischen Zwecken. Das Gel hat eine hydrierende Funktion in Kosmetikprodukten. Volksmedizinisch beschriebene Anwendungsfelder sind laut WHO die Akne, Hämorrhoiden, Psoriasis, Anämie, Glaukom, kleine Geschwüre (auf der Haut), Tuberkulose, Blindheit, Seborrhoe und Pilzinfektionen. HMPC gibt die Obstipation als etabliertes Anwendungsfeld an. Die Substanz sollte allerdings nicht länger als zwei Wochen lang eingenommen werden. Auch in der

European Pharmacopoeia ist Aloe barbadensis und ihr Extrakt aufgeführt. Immer mehr Studien weisen auf die antioxidative, probiotische, kardioprotektive, antidiabetogene, antivirale und antitumoröse Wirkungen hin. Ebenso gibt es in Bezug der Aufnahme von Vitamin B12 und Reduzierung der Cholesterinwerte positive Wirkungshinweise.

Grundsätzlich und ganz besonders ist die Aloe Vera aber eine Pflanze für die Verhinderung beziehungsweise der Prävention von Erkrankungen bzw. Wiedererkrankungen. Dieser Blickwinkel wird und wurde bisher in wissenschaftlichen Studien meist ausgeblendet. Vermutlich, weil die heutige Medizin nicht präventiv, sondern therapeutisch aufgestellt ist. Wie man aber unschwer nach kosmetischen Behandlungen der Haut sehen kann, greift die Aloe tief in die Regulationsprozesse ein. Sie lässt in diesem Fall die Haut weniger ›altern‹ und wirkt regenerativ im orchestralen Zusammenspiel der Einzelkomponenten der Pflanze. Spätere Erkrankungen können so verhindert werden. Ein wesentlicher Aspekt zukünftiger Forschung.

Quellen

Wenigmann, M: Phytotherapie. Arzneidrogen – Phytopharmaka – Anwendung, München 2017, 66–68

Sanchez-Machado DI et al. Aloe vera. Ancient knowledge with new frontiers.Trends in Food Science & Technology 61 (2017) 94–102

Habtemarian S. Could we really use Aloe vera food supplements to treat diabetes quality control issues. Evidence-BasedComplementary and Alternative Medicine Vol. 2017, Article ID 4856412, https://doi.org/10.1155/2017/4856412

Fintelmann, V, Weiss, R F, Kuchta, K: Lehrbuch Phytotherapie, Stuttgart 2017, 109 f.

Bühring, U: Praxis-Lehrbuch Heilpflanzenkunde. Grundlagen – Anwendung – Therapie, Stuttgart 2014, 199

Schulz, V; Hänsel, R: Rationale Phytotherapie. Ratgeber für Ärzte und Apotheker, Berlin u.a. 2004, 297 f.

Surjushe A, Vasani R, Saple DG. Aloe vera. A short

review. Indian J Dermatol. 2008; 53(4): 163–166, doi: 10.4103/0019-5154.44785

Aloe, in: Paulys Realenzyklopädie der classischen Altertumswissenschaft, Bd. I, Stuttgart 1894, 1593 f.

Aloë, in: Madaus, Gerhard: Lehrbuch der biologischen Heilmittel, 3. Nachdruck der Ausgabe Leipzig 1938, Hildesheim, Zürich, New York 2016, Bd. 1, 484–491, https://buecher.heilpflanzen-welt.de/Madaus-Lehrbuch/04840491-a.htm

Tizard AU et al. Effects of acemannan, a complex carbohydrate, on wound healing in young and aged rats. Wounds, a compendium of clinical research and practice, 1995, 6:201–209

Roberts DB, Travis EL. Acemannan-containing wound dressing gels reduce radiation-induced skin reactions in C3H mice. International journal of radiation oncology, biology and physiology, 1995, 15:1047–1052

Huseini HF1, Kianbakht S, Hajiaghaee R, Dabaghian FH. Antihyperglycemic and antihypercholesterolemic effects of Aloe vera leaf gel in hyperlipidemictype 2 diabetic patients: a randomized double-blind placebo-controlled clinical trial Planta Med. 2012 Mar;78(4):311-6. doi: 10.1055/s-0031-1280474. Epub 2011 Dec 23

Kommission E: Aloe, https://buecher.heilpflanzen-welt.de/BGA-Kommission-E-Monographien/aloe.htm

WHO: Aloe, in: WHO Monographs on Selected Medicinal Plants Vol. 1, Genf 1999, 33–42; Aloe vera Gel, in: WHO Monographs on Selected Medicinal Plants Vol. 1, Genf 1999, 43–49

HMPC: HMPC Community herbal monograph on Aloe barbadensis Mill. and on Aloe (various species, mainly Aloe ferox Mill. and its hybrids), folii succus siccatus, London 2017

Aloe capensis, Cape Aloes, in: ESCOP Monographs. The Scientific Foundation for Herbal Medicinal Products, second edition, completely revised and expanded, Exeter, Stuttgart, New York 2003, 26–31

Aloe barbadensis, Barbados Aloes, in: ESCOP Monographs. The Scientific Foundation for Herbal Medicinal Products, second edition, supplement 2009, Exeter, Stuttgart, New York 2009, 6–10

Aloes, Barbados (Mono Number 0257), in: European Pharmacopeia 9.0, Revision 9.6 (online), Strasbourg 2016, 2018, 1236 f.

Aloes, Cape (Mono Number 0258), in: European Pharmacopeia 9.0, Revision 9.6 (online), Strasbourg 2016, 2018, 1237 f.

Aloes Dry Extract, Standardised (Mono Number 0259), in: European Pharmacopeia 9.0, Revision 9.6 (online), Strasbourg 2016, 2018, 1238 f.

Achtung

Bei gleichzeitiger Anwendung von Diabetesmedikamenten und innerlicher Aloe Vera-Nutzung kann der Blutdruck abfallen.

Die innerliche Anwendung von aloinhaltiger Aloe Vera kann nephrotoxisch (nierenschädigend) wirken (Gefahr eines Nierenversagens).

Äußerlich angewendet können Wechselwirkungen mit hydrocortisonhaltigen Cremes auftreten (neuerdings: freiverkäuflich in Apotheken – Warnhinweise fehlen meist!!).

Aloe-Produkte innerlich nicht in der Schwangerschaft anwenden!

Haftungsausschluß

Alle Ratschläge in diesem Buch wurden von den Autoren und der Grönemeyer Media GmbH sorgfältig erwogen und geprüft. Eine Haftung der Autoren oder des Verlegers und seiner Beauftragten für Personen-, Sach- und Vermögensschäden ist jedoch ausgeschlossen. Diese Publikation präsentiert die Methode, die Meinungen und Vorstellungen der Autoren. Sie soll Hilfreiches und Informatives zu den behandelten Themen ›Aloe Vera, Aloe barbadensi Miller‹, ›Aloe ferox‹ und ›Pflanzeninformationen und -anwendungen‹ bieten. Sie ersetzt aber nicht die individuelle und ärztliche Beratung. Autoren und Verleger des Buches erbringen keine medizinischen, gesundheitlichen oder persönlichen beziehungsweise fachlichen Leistungen. Bei Vorerkrankungen oder beim Auftreten von Komplikationen sollte der Leser in jedem Fall einen Arzt konsultieren, bevor Ratschläge aus diesem Buch umgesetzt werden. Eine Nutzung von Aloe-Pflanzen oder Aloe-Produkten ist gegebenenfalls nach ärztlicher Weisung anzupassen oder abzubrechen.

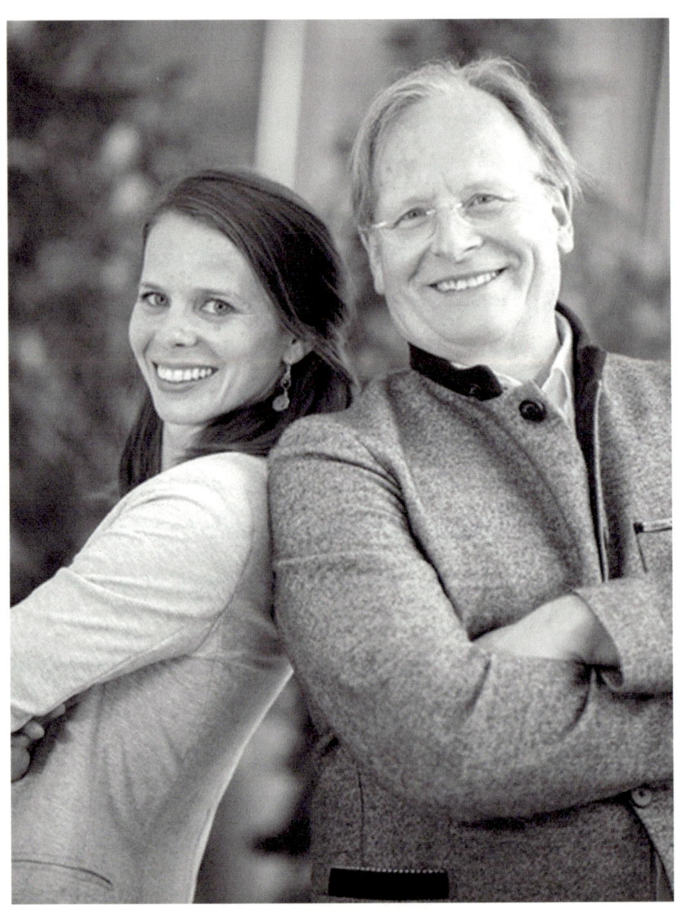

Autor und Mitautorin

Prof. Dr. Dietrich Grönemeyer

geboren 1952, Arzt, Moderator, Vater und Großvater. Bis 2012 Inhaber des Lehrstuhls für Radiologie und Mikrotherapie an der Universität Witten/Herdecke und gründete 1997 das interdisziplinär ausgerichtete Grönemeyer-Institut für Mikrotherapie in Bochum und Berlin, das er seither leitet. Er ist Autor zahlreicher Bücher zu den Themen HighTech-Medizin, Rücken, Herz und Ethik, auch für Kinder (z.B. ›Der kleine Medicus‹), hat eine Fernsehsendung im ZDF: Leben ist mehr! und ist Editor des Gesundheits-Magazins: Professor Dietrich Grönemeyer. Seine Bücher ›Weltmedizin‹ und ›Naturmedizin und Schulmedizin‹ sind im S. Fischer Verlag erschienen.

Friederike Grönemeyer

Die Mitautorin, eine der Töchter von Dietrich Grönemeyer, ist Psychologin und Heilpraktikerin für Akupunktur und Pflanzenheilkunde. Gemeinsam mit ihrem Vater arbeitet sie unter anderem am Grönemeyer Institut für Mikrotherapie in Berlin.

Autor: Prof. Dr. med. Dietrich Grönemeyer
Mitautorin: Friederike Grönemeyer
ISBN-Nr. E-Book: 9783948976002
ISBN Nr. Printausgabe: 9783948976019